Måns Gahrton wurde 1961 in Lund geboren und ist in Stockholm aufgewachsen. Er hat Jura studiert und danach in der Buchbranche gearbeitet. Seit 1986 hat er viel Erfolg auf dem schwedischen Comicmarkt und ist für seine Arbeiten mehrfach ausgezeichnet worden. »Hat Oma Flügel?« ist sein erstes Kinderbuch.

Måns Gahrton

Hat Oma Flügel?

Deutsch von Angelika Kutsch

Zeichnungen von
Katharina Grossmann-Hensel

Verlag Friedrich Oetinger · Hamburg

Die schwedische Originalausgabe erschien bei
Rabén & Sjögren Bokförlag, Stockholm,
unter dem Titel „Vi gräver upp Mormor“
Deutsch von Angelika Kutsch
Einband und Illustrationen von Katharina Grossmann-Hensel
Satz: Utesch GmbH, Hamburg
Druck und Bindung: Ebner Ulm
Printed in Germany 1999*

ISBN 3-7891-3606-9

Wer isst Omas Süßigkeiten?

Malva ist wütend. Max ist noch wütender. Sie dürfen nicht mit zur Beerdigung. Das ist ungerecht.
»Nie dürfen wir dabei sein, wenn's lustig wird!«, sagt Max.
Mama seufzt.
»Beerdigungen sind kein bisschen lustig. Gerade weil sie nicht lustig sind, wollen wir euch nicht dabeihaben.«
»Wir gehen trotzdem mit«, sagt Malva.

Malva ist sechs Jahre alt. Das ist schon ziemlich alt. Alt genug jedenfalls, dass man eigentlich auf Beerdigungen und an den Sandstrand gehen dürfen müsste, wenn man will. Max ist erst vier und ein halbes Jahr. Er ist Malvas kleiner Bruder und kann ins Wasser fallen, wenn er allein an den Strand geht. Malva würde nie ins Wasser fallen, aber sie darf trotzdem nicht allein hingehen.
Oma ist einundachtzig Jahre. Das ist sehr alt.

Außerdem ist sie jetzt tot. Typisch!
Malva und Max haben wirklich Pech. Sie haben keinen Großvater und keine andere Großmutter. Alles, was sie haben, ist eine dicke Oma, und jetzt ist sie einfach gestorben und sie dürfen nicht mal mit zur Beerdigung.
»Wer hat sie erschossen?«, hat Max gefragt, als sie erfuhren, dass sie gestorben ist.
Aber niemand hat sie erschossen. So was machen sie nur in den Zeichentrickfilmen, die Max eigentlich nicht sehen darf, die er sich aber trotzdem anguckt. Nein, Oma ist im Krankenhaus gestorben, in einem Bett.
»Sie ist einfach eingeschlafen«, hat Mama geantwortet, »ganz friedlich.«
Malva und Max waren nicht dabei. Sie waren nur viermal mit im Krankenhaus. Dort war es sehr lustig, weil es so viele aufregende Apparate zu sehen gab.
Sie haben Oma Süßigkeiten und Blumen mitgebracht. Die meisten Süßigkeiten durften Malva und Max aufessen.
Nach dem vierten Besuch durften Malva und Max nicht mehr mit. Oma ging es so schlecht und sie

war so müde, dass Mama sie nur noch allein besuchen ging.
»Isst du jetzt die Süßigkeiten auf?«, fragte Max. Aber Mama antwortete, dass sie keine Süßigkeiten mehr mitnehme.

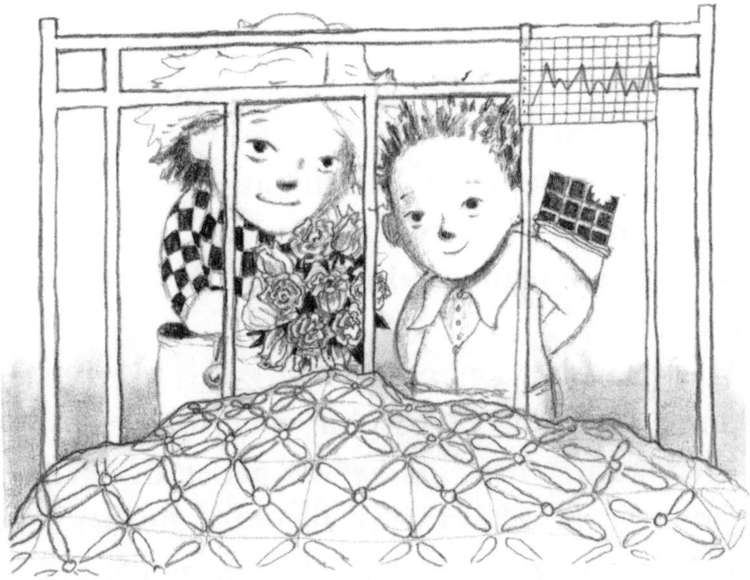

Mit Schwimmweste im Park

Malva und Max sind am Strand und bauen eine Sandburg. Papa glaubt, sie sind im Park und buddeln dort in der Sandkiste, aber am Strand ist der Sand viel besser und nasser. Max trägt seine Schwimmweste und keiner von beiden geht auf den Bootssteg.

»Tja, jetzt haben sie Oma eingebuddelt«, sagt Malva.

»Warum?«, fragt Max und erschlägt eine blöde Ameise mit seiner Schaufel.

»So macht man das auf Beerdigungen. Zuerst singt man dem, der gestorben ist, ein bisschen vor und dann buddelt man ihn ein. Hast du das noch nicht kapiert?«

»Aber *warum* macht man das?«, bohrt Max weiter. Darauf weiß Malva keine Antwort. Aber bevor sie nach Hause gehen, graben sie neben der großen Sandburg, die Malva ganz allein gebaut hat (und die Max gar zu gern kaputtgemacht hätte), ein

Loch und legen die blöde Ameise hinein. Dann singen sie »Alle meine Entchen« (weil sie kein gutes Lied über eine Ameise kennen) und decken das Loch mit Sand zu.
»Jetzt hat sie wenigstens eine ordentliche Beerdigung gekriegt«, sagt Malva. So was sagt man nämlich, das hat sie schon mal gehört.

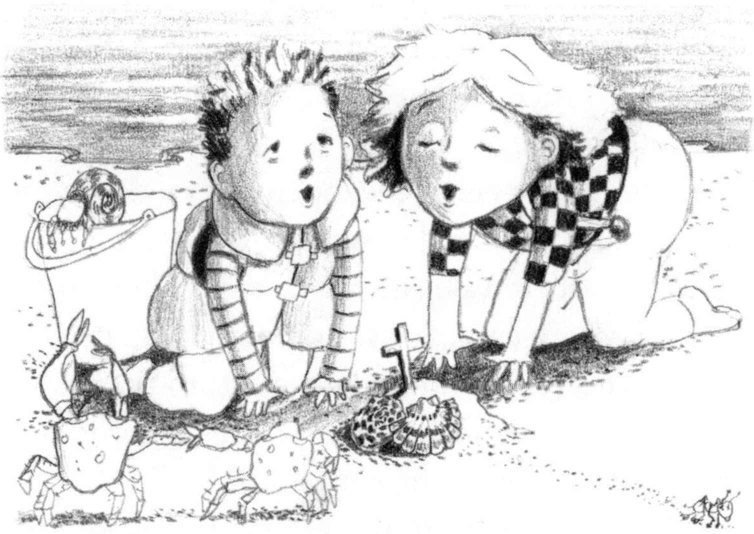

Es ist Zeit, nach Hause zu gehen. Sonst will Papa sie aus dem Park abholen, und das wird schwierig, weil Malva und Max ja nicht im Park sind.
»Ich will noch nicht nach Hause«, sagt Max.
Das sagt er jedes Mal.

»Dann darfst du nächstes Mal nicht mit.«
Das sagt Malva immer, wenn Max nicht will. Und dann kommt Max natürlich mit.
Als sie gerade losgehen, flattert eine Schar schreiender Möwen vom Strand auf. Höher und höher fliegen sie. Malva und Max bleiben stehen und gucken ihnen nach. Schließlich fliegen sie direkt in die Sonne. Max und Malva müssen blinzeln. Sie sehen flatternde Flügel vor einer großen roten Sonne, die Flügel werden kleiner und kleiner und dann sind sie weg.
Auf dem Heimweg gibt es noch etwas, das ist genauso gefährlich wie das Wasser. Das ist die große Straße. Die dürfen sie eigentlich nicht überqueren, aber sie müssen es ja. Sonst kommen sie nicht nach Hause. Und jedes Mal, wenn sie zum Strand gehen, müssen die beiden sie wieder überqueren, sonst kommen sie nicht zum Strand.
Sie bleiben am Straßenrand stehen und gucken sich genau um. Zuerst nach links. Dann nach rechts. Und dann wieder nach links. Malva nimmt Max' Hand und sie überqueren die Straße.
Malva passt genau auf, dass sie nicht von einem großen Auto überfahren werden. Na ja, auch von

keinem kleinen oder einem Moped oder einem Fahrrad oder einem Traktor oder einem Motorrad oder einer Dampfwalze oder einem Bus. Dann würde es wieder eine Beerdigung geben und dann würde man Malva und Max einbuddeln. Und irgendwann war es ja genug mit den Beerdigungen.

Papa sieht sie erstaunt an, als sie nach Hause kommen.
»Trägt Max seine Schwimmweste im Park?«, fragt er.
»Äh, du weißt doch, wie er ist«, sagt Malva.
Papa nickt. Aber dann starrt er Max weiter an, bis Malva es schafft, ihm die Schwimmweste auszuziehen.
Malva ist schon fast eingeschlafen, als Max sie abends fragt, ob sie schläft.
»Ja, ich schlafe«, faucht sie wütend.
»Aha«, sagt Max.
»Was willst du?«, fragt Malva.
»Wie lange muss sie da liegen?«

Es muss langweilig sein, tot zu sein

Am nächsten Morgen, als Max gerade sein zweites Glas Milch umgekippt hat, fragt Malva Mama, was passiert, wenn man gestorben ist.

»Wie meinst du das?«, fragt Mama mit ganz freundlicher Stimme, obwohl sie eine Sekunde lang ausgesehen hat, als wollte sie Max anbrüllen.

»Na, muss Oma immer nur so daliegen?«

»Deine Oma hat es gut dort, wo sie jetzt ist«, sagt Papa. Seine Stimme klingt viel freundlicher als sonst, wenn er gerade zur Arbeit gehen muss.

»Ich finde es langweilig«, sagt Max. »Langweilig und doof. Sie kann doch nicht nur so rumliegen!«

Mama und Papa gucken sich an.

»Ich will, dass Oma wiederkommt!«

Max sieht entschlossen aus. Mama und Papa gucken sich wieder an.

»Das geht nicht«, sagt Mama. »Wenn man tot ist, ist man tot. Dann ist es – eben zu Ende.«

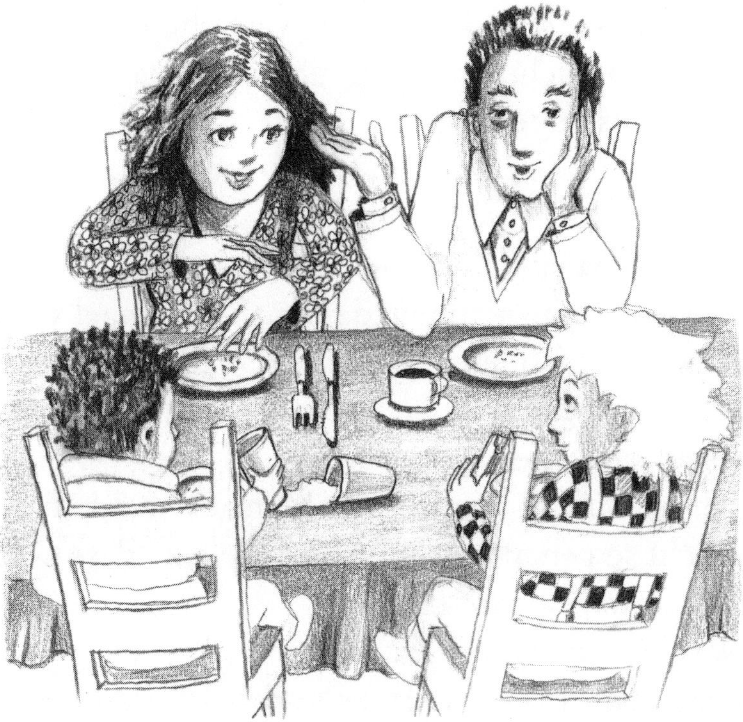

»Kommt Oma nie wieder?«, fragt Max. »Ich will das aber! Ich will, ich will, ich WILL!«
Das war wirklich ungerecht wie nur irgendwas. Da hat man nun eine Oma, die fast immer fröhlich und witzig ist und die fast immer Kuchen gebacken hat, wenn Malva und Max sie besucht haben. Und dann sollen sie Oma nie wieder sehen!
Malva versteht, dass es nichts hilft, auch wenn Max

noch so schreit. Und Max versteht das wahrscheinlich auch. Er schreit aber trotzdem weiter, sicherheitshalber.
»Vielleicht ist sie jetzt ein Engel«, sagt Papa hastig. Max hört auf zu schreien. Ganz still wird er. Papa wirft Mama einen nervösen Blick zu.
»Ja, viele Leute glauben, dass man ein Engel wird, wenn man stirbt, und dann fliegt man in den Himmel«, sagt Mama.
»Glaubst du das?«, fragt Malva.
»Ich weiß nicht«, antwortet Mama. »Man kann es ja nicht so genau wissen. Aber ich weiß, dass Oma nicht dran geglaubt hat.«
»Was hat sie denn geglaubt?«
»Oma hat gesagt, wenn es vorbei ist, dann ist es vorbei und das wäre so auch in Ordnung.«
Max sieht aus, als ob er wieder anfangen wollte zu heulen.
»Aber es gibt wirklich viele Leute, die glauben, dass man ein Engel wird«, sagt Papa und strahlt Max an, sosehr er kann.

Können Engel Angst vorm Fliegen haben?

Malva und Max liegen in ihrem Stockbett. Max schläft unten, weil er dann nicht so tief fällt, sollte er mal aus dem Bett fallen. Wie gewöhnlich tritt er gegen Malvas Matratze.
»Lass das«, sagt Malva. »Sonst kriegst du morgen Prügel.«
»Dann sag ich es Mama«, sagt Max.
»Dann darfst du nie mehr mit zum Strand.«
»Dann ...«, fängt Max an.
Wie immer fällt ihm nichts mehr ein. Er tritt noch ein letztes Mal und dann hört er auf.
»Malva?«, sagt Max nach einer Weile.
»Nee«, sagt Malva, »ich schlafe!«
»Glaubst du, dass Oma ein Engel ist? Ist sie jetzt in den Himmel geflogen?«
Malva denkt nach.
»Nee«, sagt sie. »Oma hat Angst vorm Fliegen. Sie glaubt, dass alle Flugzeuge abstürzen. Also glaubt

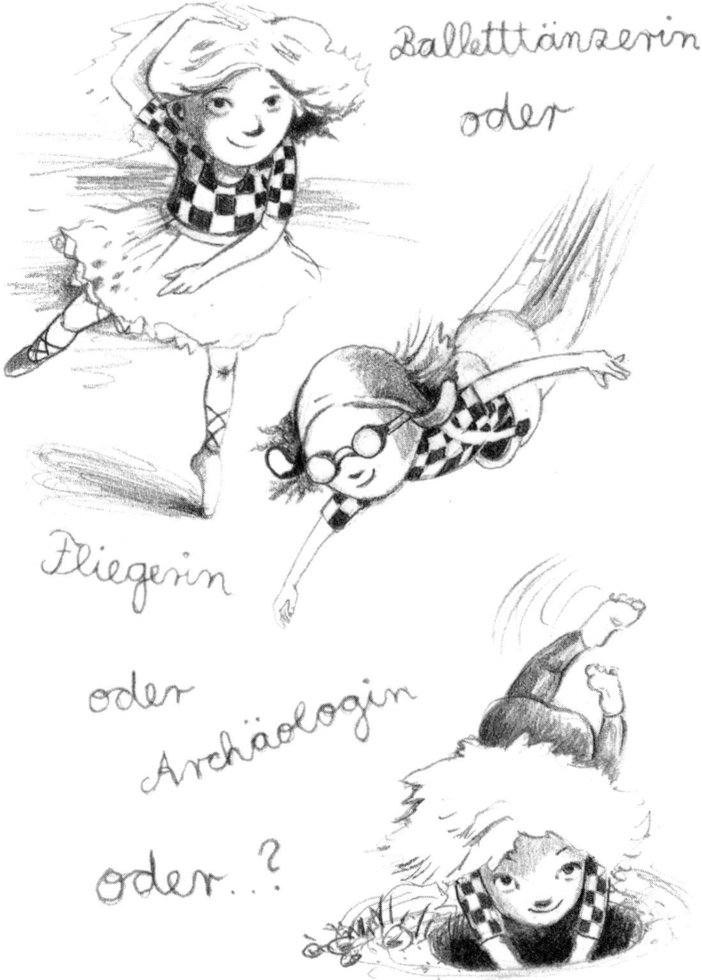
Balletttänzerin
oder
Fliegerin
oder
Archäologin
oder...?

sie bestimmt auch, dass Engel auch abstürzen.«
»Und sie ist ja auch viel zu dick«, sagt Max.
»Ja, die Engelsflügel würden sie bestimmt nicht in die Luft heben, das schaffen die nicht.«
Es ist wirklich unmöglich, sich Oma mit Engelsflügeln vorzustellen. Malva fängt fast an zu lachen, als sie es versucht. Aber dann fällt ihr ein, dass Oma unter der Erde liegt, und das kann sie sich ebenso wenig vorstellen.
Am allerunmöglichsten ist es, sich vorzustellen, dass sie ihre Oma nie wieder sehen sollen. Malva versucht auf der Stelle an etwas anderes als an Oma zu denken. Sie hat sowieso schon viel zu viel davon geträumt, dass Oma tot ist. Diese Nacht will sie was Lustigeres träumen.
Zum Beispiel was sie wird, wenn sie groß ist. Balletttänzerin. Oder Fliegerin, Malva hat nun wirklich keine Angst vor Flugzeugen. Oder Archäologin, dann gräbt man viele fantastische Schätze aus …
»Ich finde, wir buddeln sie wieder aus«, sagt Max.

Gute Lebensmittel für eine Oma

In der Nacht träumt Malva wieder von Oma. Danach wird sie früh wach und liegt lange da und denkt nach. Max redet wie immer im Traum, und wie immer ist es schwer zu verstehen, was er sagt, außer wenn er NEIN und ICH WILL NICHT sagt.
»Mama, wo kauft man Lebensmittel?«, fragt Malva am Frühstückstisch.
»Was ist das?«, fragt Max.
»Still«, zischt Malva.
»Im Laden«, sagt Mama, »beim Konsum zum Beispiel. Warum willst du das wissen?«
»Ich wollte es eben nur wissen. Dürfen Max und ich nachher in den Park gehen?«
»Na klar. Aber ihr müsst immer auf dem Gehweg bleiben, das wisst ihr ja.«

Dann geht Malva zum Schlüsselschrank, den sie

und Max eigentlich nicht anfassen dürfen. Darin hängen alle Schlüssel, mit denen sie nicht spielen dürfen. Seit damals nicht mehr, als Max mit Papas Autoschlüsseln gespielt hat und sich nicht erinnern konnte, wo er mit ihnen gespielt hat. Die Schlüssel waren futsch und weg, sosehr sie auch nach ihnen suchten. Aus dem Schlüsselschrank nimmt Malva den Schlüssel zu ihrem rosa Sparschwein. Sie öffnet es und zählt das Geld. Sie hat achtundzwanzig Kronen und fünfzig Öre.

Malva und Max sind nur ein Weilchen am Strand und Max schafft es nur dreimal, Malvas Sandburg kaputtzumachen.

»Jetzt müssen wir gehen«, sagt Malva.

»NEIN! Ich verspreche dir, ich mache es nicht noch mal.«

»Dummchen«, sagt Malva. »Nicht wegen der Sandburg. Wir müssen zum Konsum!«

»Und dann gehen wir zu …«

»Nee«, sagt Malva, »wir gehen nirgends mehr hin. Erst wenn du abends eingeschlafen bist und ganz lange geschlafen hast und ich dich wieder wecke.«

»Aber dann …«

»Denk dran, es ist ein Geheimnis. Kein Wort zu niemand!«
Max nickt und sieht ernst aus. Er denkt dran. Jedenfalls im Augenblick.

Im Laden suchen sie lange, aber nirgends steht etwas über Lebensmittel. Wenn die nun ausverkauft sind?
»Entschuldigung, haben Sie heute keine Lebensmittel?«, fragt Malva die Frau an der Kasse.
»Doch, klar haben wir Lebensmittel.«
»Wo denn?«, fragt Max. »Wir haben überall gesucht! Übrigens ist es ein Geheimnis, das darfst du gar nicht wissen.«
Die Frau starrt Max eine Weile an.
»Möchtet ihr etwas Besonderes haben?«, fragt sie schließlich.
»Es ist für Oma«, antwortet Malva. »Es soll was sein, das richtig gut ist für eine liebe, dicke Oma.«
»Ist sie *zu* dick?«
»Ja, sie selbst findet das jedenfalls. Wir möchten so viel haben, wofür das hier reicht.«
Malva leert das rosa Sparschwein auf das Band vor der Kasse und die Frau zählt das Geld. »Achtund-

zwanzig Kronen und fünfzig Öre«, sagt sie und geht eine Weile weg. Sie kommt mit zwei Äpfeln, Weintrauben und einer Keksrolle zurück.

»Ist das so in Ordnung?«, fragt sie Malva. »Das sind Diätkekse, von denen wird man nicht dick.«

»Sind das Lebensmittel für eine Oma?«, sagt Malva. Sie will nur sicher sein, dass es nicht falsch ist.

»Ja, finde ich schon.«

»Na, dann gut«, sagt Malva.

Sie steckt alles in eine Tüte. Die Frau sieht aus, als ob sie gern etwas fragen möchte, und das tut sie dann auch.

»Trägt dein Bruder immer eine Schwimmweste, wenn er einkaufen geht?«

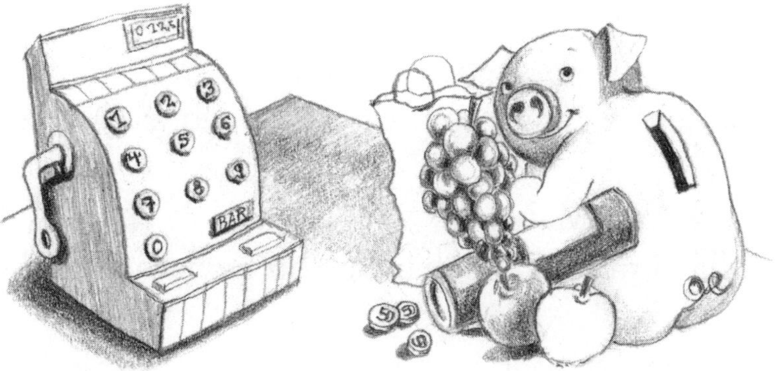

Onkel Eriksson ist stocktaub

Es ist ein Uhr in der Nacht. Der Mond wirft kaltes weißes Licht auf die kleine schlafende Stadt. Aber in einer Wohnung, in der schon lange das Licht ausgeknipst ist, klingelt plötzlich ein Wecker.
»Ich nehm ab«, sagt Max im Schlaf. Er will immer abnehmen, wenn das Telefon klingelt, und schreit wie am Spieß, dass man sein eigenes Wort nicht verstehen kann, wenn Mama oder Papa ihm zuvorgekommen sind.
»Dummchen«, sagt Malva. »Das war nicht das Telefon. Wach jetzt auf, es ist Zeit, aufzustehen.«
Max wird wach und tritt ein paarmal gegen Malvas Matratze. Dann ziehen sie sich an.
»Soll ich die Schwimmweste mitnehmen?«, fragt Max.
»Nee«, sagt Malva.
»Soll ich sie nicht doch lieber zur Sicherheit anziehen?«
Malva seufzt.

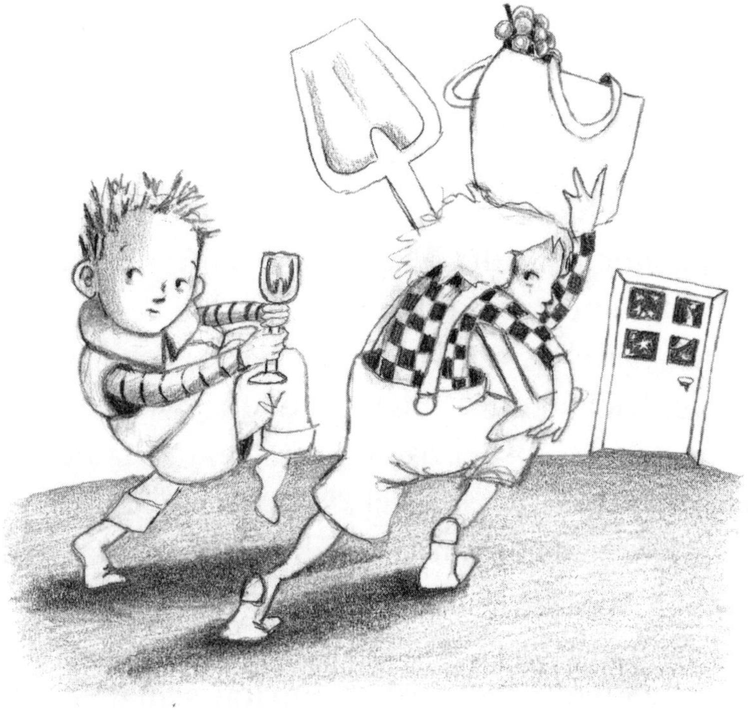

»Ich will die Schwimmweste haben«, sagt Max. »Ich will, ich will, ich WILL!«

Leise wie Mäuschen schleichen sie an Mamas und Papas Schlafzimmer vorbei. Max trägt seinen Eimer und die Schaufel. Malva hat sich ihren Rucksack umgehängt und in der Hand Papas großen Spaten. Sie ist selbst im Keller gewesen und hat ihn

geholt und dann im Schrank unter einem Haufen schmutziger Kleider versteckt. Max hat seine Schwimmweste um, zur Sicherheit.
Fast lautlos schließen sie die Haustür hinter sich. Max fängt plötzlich an zu husten, dass es nur so im Treppenhaus hallt. Malva legt ihm schnell die Hand über den Mund.
»Still!«, zischt sie. »Du weckst ja das ganze Haus!«
Sie schleichen an Onkel Erikssons Wohnung im Erdgeschoss vorbei. Max lässt seine Schaufel fallen, wieder hallt es. Aber diesmal ist Malva nicht so erschrocken. Onkel Eriksson ist stocktaub, wenn er seinen Hörapparat abgeschaltet hat, und mit dem schläft er ja nicht. Oma hat erzählt, dass man nicht mit seinem Hörapparat schlafen geht; sie hatte nämlich auch einen. Ob sie den eigentlich noch unter der Erde im Ohr hat?
Jetzt machen sie die Haustür hinter sich zu. Die quietscht ein bisschen, aber das ist ganz ungefährlich. Niemand ist aufgewacht, niemand weiß, dass Malva und Max allein draußen in der Nacht sind. Sie haben es geschafft!

Malva darf keine Angst haben

Die Kirche ist auf einem kleinen Hügel mitten in der Stadt. Max findet den Weg furchtbar weit, aber er quengelt nur ein bisschen und lässt die Schaufel nur noch einmal fallen.

»Ich hab Hunger«, sagt er, nachdem sie die halbe Strecke gegangen sind. »Ich will einen Apfel. Ich will mich etwas ausruhen.«

»Bist du verrückt«, sagt Malva. »Du kriegst keinen Apfel, das ist doch klar! Wir haben doch Abendbrot gegessen!«

»Ich hab aber trotzdem Hunger«, sagt Max. »Einen Apfel kann ich doch wohl kriegen?«

»NEIN«, faucht Malva. »Aber wir können uns hier ein bisschen ausruhen.«

Danach gehen sie ganz bis zur Kirche, ohne dass Max noch einmal gequengelt hat.

Malva darf keine Angst haben. Denn wenn sie

Angst hat, kriegt Max noch mehr Angst und dann geht es nicht. Aber es ist schwer, sich mitten in der Nacht zwischen vielen Toten auf einem Friedhof aufzuhalten, ohne Angst zu kriegen. Es ist doch schlimmer, als Malva gedacht hat. Zum Glück scheint der Mond.

»Dieses hier?«, fragt Max. »Das sieht gut aus.«

»Nein, das ist doch schon uralt. Es muss neu aussehen, kapierst du das nicht?«

Malva liest sicherheitshalber trotzdem, was auf dem alten grauen Grabstein steht.

Albin Nilsson 1887–1944.

»Der Alte ist schon Ewigkeiten tot«, sagt Malva.

»Vielleicht ist er jetzt ein Engel?«

»Vielleicht.«

»Und dieser da?«, fragt Max und zeigt auf einen anderen Grabstein. »Der sieht neu aus.«

Max kann nicht lesen. Das ist typisch. Wenn er es gekonnt hätte, hätten sie Oma doppelt so schnell gefunden. Aber es ist schön, dass er dabei ist. So ist Malva nicht allein. Wenn sie allein hätte gehen müssen, wäre das ganz furchtbar gewesen.

Der Stein sieht tatsächlich neu aus, aber die Frau, die dort begraben liegt, ist schon fünf Jahre tot. Wo haben sie Oma bloß versteckt? Werden sie sie denn gar nicht finden?

Plötzlich ist Max verschwunden. Malva hat Angst und möchte am liebsten laut schreien. Aber sie schafft es, sich das Schreien zu verkneifen, und ruft stattdessen nur leise nach Max.
»Hier ist sie bestimmt!«, ruft Max.
Er steht in einer Ecke vom Friedhof, neben einem Grabstein, der tatsächlich blanker und neuer aussieht als alle anderen. Der Mond scheint genau auf die Buchstaben. Es ist fast, als wollte er ihnen helfen.
Malva läuft zu dem Stein und liest. Ja, es ist genau, wie sie dachte. Sie haben Oma gefunden!

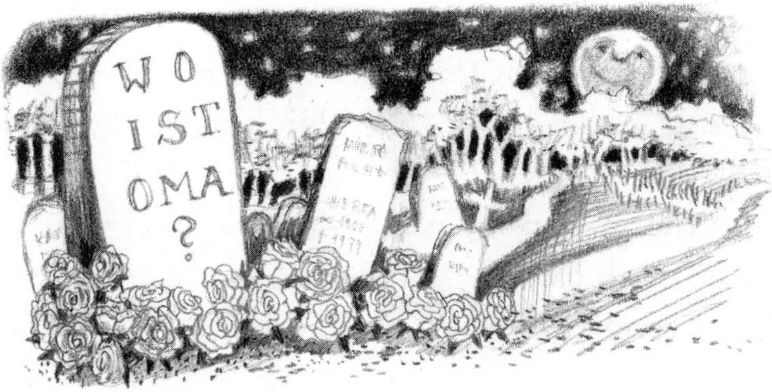

Kriegt man Hunger unter der Erde?

Die Erde ist schwer und nass. Max' kleine Schaufel nützt nicht viel, obwohl er so sehr schaufelt, wie er kann. Malva schafft mehr mit Papas großem Spaten, aber das Graben ist anstrengend. Sie müssen ja fertig werden, bevor es hell wird. Und vor allen Dingen, bevor Mama und Papa aufwachen und merken, dass sie weg sind.

Malva hat geplant, dass sie Oma so schnell wie nur irgend möglich ausgraben. Das ist schon schwer genug. Dann kommt das Allerschwerste. Oma wieder zum Leben zu erwecken.

»Hoffentlich hat Oma jetzt auch Hunger«, sagt Max und kratzt ein bisschen mit seiner Schaufel in der Erde.

»Natürlich hat sie keinen Hunger«, faucht Malva. »Sie ist doch tot!«

»Aber wozu soll sie denn das ganze Essen kriegen?«

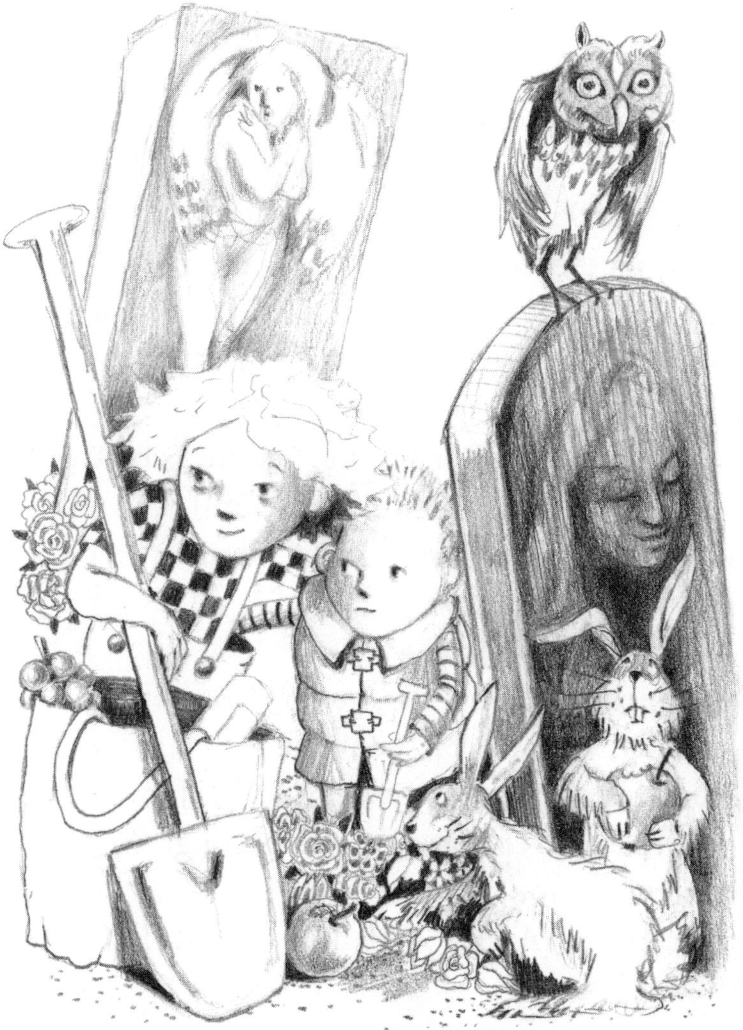

»Weil das *Lebens*mittel sind! Gute Lebensmittel für eine Oma, das hat die Tante in dem Laden doch auch gesagt!«
Max versucht noch eine Weile zu graben.
»Aber wie soll sie denn essen, wo sie doch tot ist?«
»ICH WEISS ES NICHT!«, schreit sie Max an.
Gerade an diese Sache hat Malva gar nicht denken mögen. Aber sie hat es natürlich trotzdem getan. Was sollen sie tun, wenn sie Oma aus der Erde rausgeholt haben?
»Erst mal müssen wir versuchen, die Lebensmittel in sie reinzukriegen. Irgendwie müssen wir das schaffen, und wenn es klappt, dann ist sie nicht mehr tot. Verstanden?«
»Verstanden«, sagt Max.
Schweigend buddeln sie weiter. Aber in dem Augenblick, als es ein bisschen leichter wird, da passiert etwas. Jemand hat sie entdeckt. Jemand, dessen Stimme furchtbar gefährlich klingt. Mit tiefer, strenger Stimme ruft jemand:
»HALLO! HALT! WAS IST HIER EIGENTLICH LOS?«

Keine Fluchtmöglichkeit

Malva steht wie angewachsen da. Der gefährliche Schatten kommt auf sie zu. Nein, es ist noch schlimmer. Der Schatten ist nicht allein. Zwei ungeheuerliche schreckliche Schatten nähern sich mit drohenden energischen Schritten.

»Lauf!«, zischt Malva Max zu.

Jetzt setzen sich ihre Füße endlich in Bewegung. Sie läuft über die Gräber, weg von den zwei gefährlichen Schatten, die ihr zurufen, sie soll stehen bleiben. Max folgt ihr, so schnell ihn seine kurzen Beine tragen.

Plötzlich müssen sie jäh stehen bleiben. Sie haben die Friedhofsmauer erreicht. Die ist zu hoch, sie können unmöglich hinüberklettern.

Sie verkriechen sich hinter einem alten, rauen Grabstein. Die Flucht ist ihnen abgeschnitten. Die beiden gefährlichen Schatten nähern sich und versperren ihnen den Weg nach draußen. Bald entdecken sie Malva und Max. Sie sind verloren!

»Guck mal, Janne! Das sind ja zwei Winzlinge!«
Die da jetzt redet, klingt überhaupt nicht gefährlich. Es ist eine Frau. Ihre Stimme klingt fast wie Omas Stimme, nur viel jünger. Sie ist vielleicht fünfundzwanzig Jahre alt. Oder siebenunddreißig. Der andere, der mit der schrecklichen Stimme, fängt an zu lachen. Ein schallendes, dröhnendes, riesiges Lachen, das nur noch ein kleines bisschen gefährlich klingt.
»Nicht schießen«, sagt Max. »Wir ergeben uns.«
Er richtet sich auf, die Hände erhoben, genau wie sie es im Fernsehen machen. Malva sieht, dass die Frau und der Mann Polizisten sind, und jetzt lacht die Frau auch. Da muss Malva auch lachen.
»Was macht ihr eigentlich hier mitten in der Nacht?«, fragt der Mann schließlich.
»Wir buddeln Oma aus«, sagt Max. »Sie soll nicht verhungern.«

Jetzt erzählen sie den Polizisten alles. Sie erzählen von Oma und wie gut sie backen konnte, dass sie nicht mit zur Beerdigung durften, dass Oma ganz bestimmt kein Engel geworden ist und dass sie unbedingt die Lebensmittel braucht.

Die Polizisten, sie heißen Janne und Kajsa, hören aufmerksam zu und sehen immer ernster aus.
»Wissen eure Eltern, dass ihr hier seid?«, fragt Kajsa.
»Nee«, sagt Malva.
»Eigentlich ist es verboten, auf dem Friedhof zu buddeln«, sagt Kajsa.
»Das wissen wir«, sagt Malva.
»Deswegen buddeln wir doch in der Nacht«, sagt Max.
Janne und Kajsa gucken sich an.
»Wollt ihr mit dem Polizeiauto fahren?«, fragt Janne.

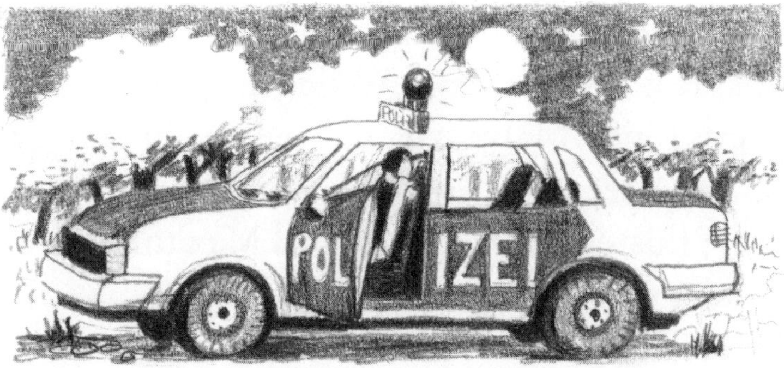

Heißer Kakao ohne Lebensmittel

Max war noch nie so glücklich. So hat Malva ihn noch nie gesehen. Er sitzt auf dem Beifahrersitz, neben Janne, der am Steuer sitzt. Und er hat Jannes Polizistenmütze auf dem Kopf. Er beobachtet jede Bewegung, die Janne macht, und kann nicht aufhören all die aufregenden Knöpfe und leuchtenden Anzeigen auf dem Armaturenbrett zu betrachten. Schließlich stellt Janne für ein paar Sekunden die Sirene an. Da strahlt Max mit dem Mond am Himmel um die Wette.

»Möchtest du auch ein Weilchen vorn sitzen?«, flüstert Kajsa Malva zu, die neben ihr auf dem Rücksitz sitzt.

»Nee«, flüstert Malva. »Das soll Max tun. Ich sitz gut hier.«

Eine kleine Weile sind sie still und die ganze Zeit sieht Kajsa aus, als ob sie unbedingt etwas fragen möchte. Schließlich tut sie es:

»Warum trägt dein kleiner Bruder eigentlich eine Schwimmweste?«

Dasselbe fragt ein Polizist, der Anders heißt, als sie aufs Revier kommen. Er ist genauso groß wie Oma. Seine Augen sehen lieb aus und er lacht Max an.
»Zur Sicherheit«, sagt Max.
»Das ist gut«, sagt Anders und klopft Max auf die Schultern. »Man kann gar nicht vorsichtig genug sein.«
Er lacht noch ein bisschen. Malva lacht nicht. Sie ist sicher, dass Mama und Papa böse werden, wenn Kajsa sie anruft und mitten in der Nacht weckt und ihnen sagt, wo sie Malva und Max gefunden hat.
Sie werden immer wütend, wenn sie sich Sorgen machen. Und das Merkwürdige ist, dass sie sich immer noch große Sorgen darüber machen werden, weil Malva und Max mitten in der Nacht auf dem Friedhof gewesen sind, obwohl Kajsa versprochen hat, sofort zu sagen, dass Max und Malva inzwischen heißen Kakao auf dem Polizeirevier trinken und dass es ihnen prima geht.

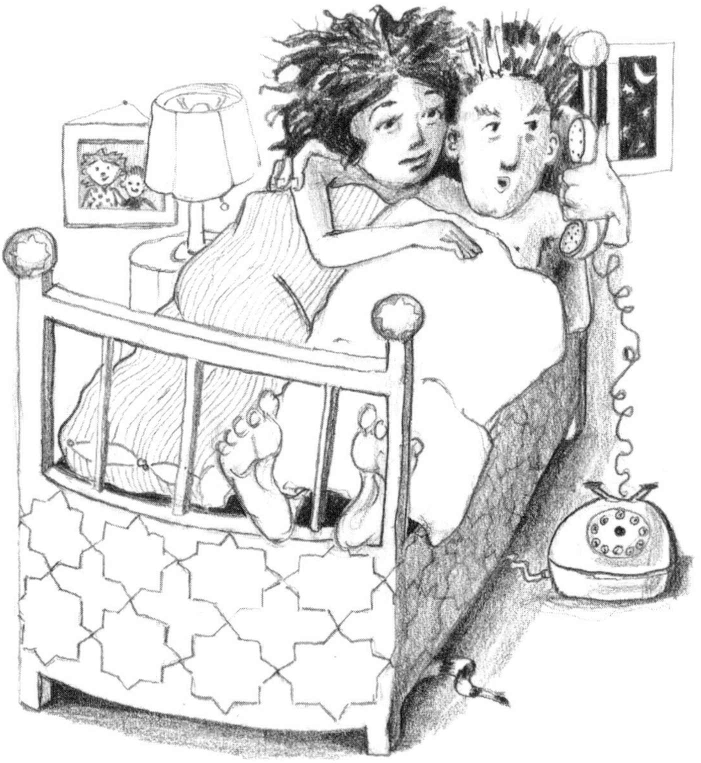

Sie machen sich genauso große Sorgen, wie wenn sie wach gewesen wären und geglaubt hätten, dass Malva und Max verschwunden sind, eben nur hinterher. Malva ist ganz sicher. So machen sie es immer. Sie machen sich fast mehr Sorgen über das, was *nicht* passiert ist, von dem sie aber behaupten, dass es hätte passieren können, statt sich um das zu kümmern, was wirklich passiert *ist*. Da hilft es dann auch kein bisschen, dass Max seine Schwimmweste trägt, obwohl er nicht in der Nähe von Wasser gewesen ist.

Kajsa geht in ein anderes Zimmer und ruft an. Trotzdem hört Malva, wie Papa ins Telefon brüllt. Ja, es klingt tatsächlich ziemlich wütend. Und gleichzeitig verschlafen. Und besorgt.

»Kann ich noch ein bisschen mehr Kakao haben?«, fragt Max und hält Janne seine Tasse hin.

Als Janne losgeht, um mehr Kakao zu holen, sagt Max zu Malva, dass er auch Hunger hat. Aber Malva gibt ihm nichts von den Lebensmitteln, die sie für Oma gekauft haben.

Ohne Seewetterbericht und Geigen

Malva denkt an Oma. Wie sollen sie und Max ihre Oma nun je wiederkriegen? Einmal konnten sie auf dem Friedhof buddeln, ohne dass die Polizisten böse wurden. Aber zweimal?

Nee, wenn sie das noch mal machen, geht es bestimmt geradewegs ab ins Gefängnis. Dann bietet Janne ihnen keinen heißen Kakao mehr an. Dann wird er genauso gefährlich, wie Malva und Max das von ihm dachten, als er ihnen dort auf dem Friedhof entgegenkam. Anders wird bestimmt auch gefährlich. Sogar Kajsa, die so lieb aussieht, wird bestimmt so wütend, dass man es mit der Angst kriegt, wenn man sie sieht.

Sie dürfen gar nicht mehr in die Nähe vom Friedhof kommen. Nach allem, was jetzt passiert ist, werden Mama und Papa einen so leichten Schlaf haben, dass sie beim geringsten Geräusch in der Wohnung wach werden. Nicht mal eine Maus hat

eine Chance, sich nachts rauszuschleichen, ohne dass Mama und Papa es merken.
Aber soll Oma vielleicht einsam und tot unter der Erde auf dem stillen, langweiligen Friedhof liegen?

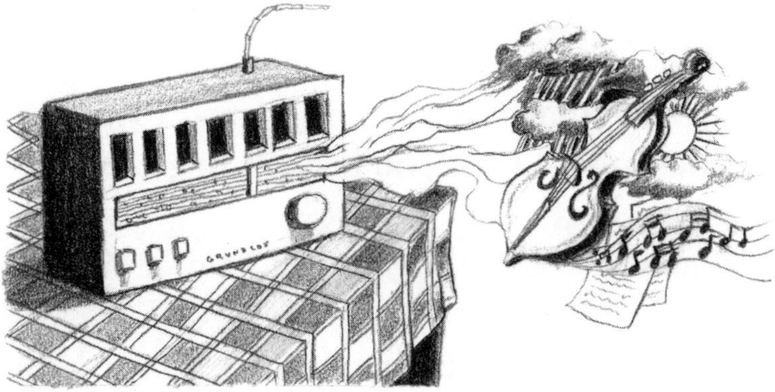

Sie hat nicht mal mehr ein Radio. Früher hat sie sich immer den Seewetterbericht und die Nachrichten und Geigenmusik angehört. Wenn Malva und Max ihr keine Lebensmittel bringen, wird das niemand anders tun.
Malva hält den Rucksack mit den Lebensmitteln, der zwischen ihren Beinen steht, ganz fest. Was soll sie nur machen?
Kajsa kommt zurück vom Telefonieren. Endlich! An und für sich hat sie ja höchstens zwei Minuten

telefoniert, aber es ist unangenehm, dass Papa so aufgeregt geklungen hat, da fühlt sich jede Sekunde an wie eine Ewigkeit.
»Ich hab mit den Eltern der Kinder gesprochen«, sagt Kajsa zu Janne und Anders. »Jetzt fahr ich die beiden nach Hause, ich hab ja sowieso Feierabend.«
»Das willst du machen?«, sagt Janne. Er sieht sehr zufrieden aus. »Danke, du bist ein Engel, Kajsa!«
Kajsa lächelt.
»Wirklich?«, sagt sie. »Na, man kann ja nie wissen.«
Max sieht Kajsa erstaunt an. Dann guckt er Malva an.
»Er meint keinen richtigen Engel«, zischt Malva. »Engel haben Flügel. Aber Erwachsene sagen manchmal so was, wenn jemand nett ist.«
»Schlaft gut«, sagt Anders.
»Passt auf euch auf, Kinder«, sagt Janne und zerstrubbelt Max die Haare. »Und grabt nicht wieder an Stellen, wo es verboten ist!«
»Tschüs«, sagt Malva.
»Ich will vorne sitzen«, sagt Max und nimmt Kajsa bei der Hand. »Stellst du auch die Sirene an?«

Die aufregendsten Knöpfe und Hebel der Welt

Max ist glücklich auf dem Beifahrersitz. Er zieht an allen Hebeln und drückt auf alle Knöpfe, die er erreichen kann, sogar auf ein paar Hebel und Knöpfe, die er nun wirklich nicht anfassen darf. Aber Kajsa wird nicht böse. Sie lächelt nur, als die Scheibenwischer plötzlich mit der höchsten Geschwindigkeit loswischen, und lacht laut, als das Blaulicht auf dem Dach anfängt zu blinken.
Max lacht natürlich auch. Aber Malva sitzt still da und denkt an Oma.
»Wie geht's dir dahinten?«, fragt Kajsa.
Malva gibt keine Antwort. Max erwischt die Autohupe. Er schafft zwei wütende Huper, die Malva fast aus dem Sicherheitsgurt an die Autodecke fliegen lassen, bevor Kajsa seine Hand von der Hupe nimmt. Malva bereut langsam, dass sie Max mit zum Friedhof genommen hat.

»Ich will nicht, dass Oma tot ist«, sagt sie schließlich.
Jetzt sagt Kajsa eine ganze Weile gar nichts.
»Klar bist du jetzt ein bisschen traurig«, sagt sie endlich. »Aber um deine Oma brauchst du dir keine Sorgen zu machen, Malva, das weiß ich ganz sicher.«
Da muss Malva weinen. »Und ob ich mir Sorgen machen muss!«, heult sie. »Oma ist doch tot! Und wo wir ihr doch Lebensmittel gekauft haben und alles.«
Max hört auf zu lachen und auf Knöpfe zu drücken. Stattdessen zieht er an Hebeln.
»Wir sollten sie doch ausbuddeln«, sagt er. Seine Stimme klingt sehr ernst.
Kajsa fährt noch eine Weile schweigend weiter. Aber plötzlich bremst sie, wendet das Auto und fährt denselben Weg zurück, den sie gekommen sind. Dann biegt sie nach rechts ab und fährt einen Hügel hinauf. Der Mond scheint direkt ins Auto und Malva ins Gesicht.
»Ich glaub, wir machen einen Abstecher zum Friedhof«, sagt Kajsa.

Gibt es hier Gespenster?

Jetzt kommt Malva der Friedhof noch viel schrecklicher vor mit all den Gräbern als vor einigen Stunden. Da hat sie gar keine Zeit gehabt Angst zu haben, so sehr waren sie und Max damit beschäftigt, Oma zu retten.

Diesmal denkt sie nicht nur an Oma. Diesmal kommt es ihr vor, als sehe sie seltsame Schatten und hörte überall kleine unheimliche Geräusche. Heißt es nicht, dass es Gespenster gibt auf Friedhöfen? Doch, das hat Malva irgendwo gelesen.

»Habt keine Angst«, sagt Kajsa. »Sollte es hier Gespenster geben, dann wollen sie uns jedenfalls nichts Böses.«

Es ist, als ob Kajsa Malvas Gedanken gelesen hätte. Und ihre Stimme klingt so sicher. Als ob sie es genau wüsste.

Malva hält Kajsas linke Hand ganz fest und Max hält ihre rechte Hand genauso fest. In ihren freien Händen tragen Malva und Max ihre Spaten. Den

Rucksack mit den Lebensmitteln haben sie auch dabei.
Es ist schön, dass Kajsa bei ihnen ist. Ohne Kajsa hätten sie sich nie wieder hierher getraut. Obwohl es derselbe Friedhof mit denselben Schatten und komischen Geräuschen ist, haben sie plötzlich kein ganz so unheimliches Gefühl mehr.

Dann stehen sie wieder vor Omas neuem blankem Grabstein. Malva setzt den Rucksack auf der Erde ab und öffnet ihn, damit sie die Lebensmittel zur Hand hat, wenn es so weit ist. Max lässt Kajsas Hand los und rammt seine kleine Schaufel in die Erde.
»Halt«, sagt Kajsa. »Eure Oma ist tot und daran kann niemand etwas ändern.«
Max guckt sie erstaunt an. Malva wird es innerlich ganz kalt. Wie hat Kajsa das gemeint? Wie kann sie so was sagen?
Ein Vogel fliegt plötzlich von einem Zweig über ihnen auf. Das plötzliche Geräusch lässt Malva vor Schreck zur Seite springen. Auf einmal ist es wieder gespenstisch auf dem Friedhof.
»Da helfen nicht mal Lebensmittel«, sagt Kajsa.
Warum sagt sie das? Malva hat geglaubt, dass Kajsa

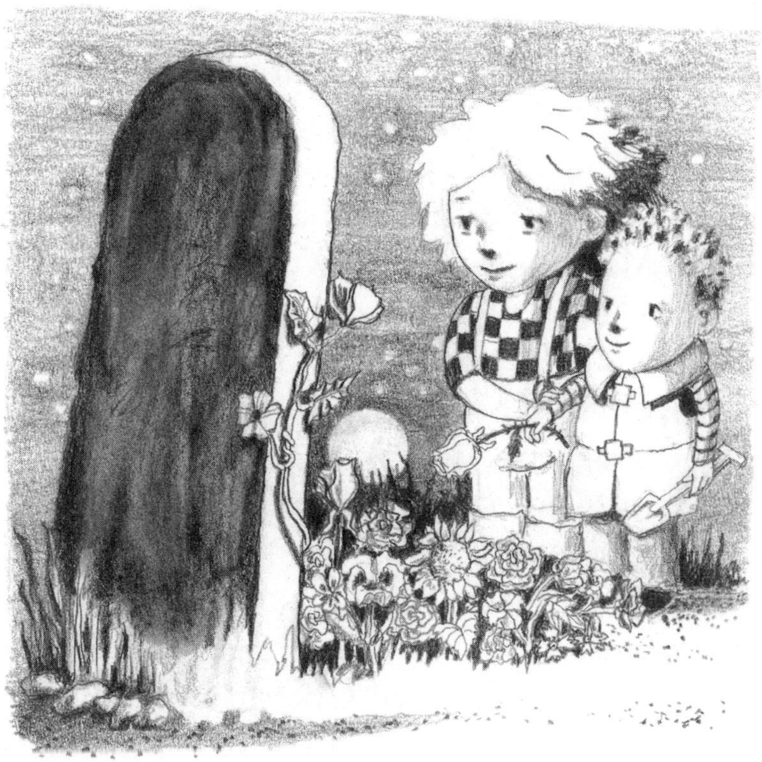

auf ihrer Seite ist, dass sie eine Freundin ist. In Malva steigt Wut auf.
»Wie willst du das wissen?«, zischt sie. »Ich will es auf jeden Fall versuchen!«
Aber Max hat aufgehört zu buddeln und Malva steckt ihren Spaten doch nicht in die Erde. An Kajsa ist etwas, das sie daran hindert.

»Eure Oma hat ihr Leben auf dieser Erde zu Ende gelebt«, sagt sie. »Ich bin nicht mit euch hierher gefahren, um sie wieder zum Leben zu erwecken.«
»Aber warum …?«, fängt Malva an.
Kajsa sieht sie mit ihren großen freundlichen Augen an. Malva fühlt, wie die Wut aus ihr rausfließt. Kajsa will nicht gemein zu ihr und Max sein. Sonst hätte sie sie nicht mitten in der Nacht noch einmal zum Friedhof gebracht.
»Dieser Augenblick gehört euch und eurer Oma«, sagt Kajsa. »Wir sind hier, damit ihr euch verabschieden könnt.«
Dann sagt sie nichts mehr. Max und Malva sagen auch nichts. Lange stehen sie ganz still da und schauen auf den blanken Grabstein, die Blumen davor und die schwarze Erde darunter. Plötzlich haben sie das Gefühl, dass sie genau das und nichts anderes tun müssen. Alles wirkt plötzlich richtig.
Erst als sie zurück zum Auto kommen, reden sie wieder. Da fragt Max, ob Malva vorn sitzen möchte. Sie umarmt ihn und sagt, dass er gern weiter vorn sitzen darf, wenn er möchte. Und das möchte Max schrecklich gern.

Stell die Sirene an!

Malva gähnt. Langsam wird sie müde. Sie ist schließlich nicht jeden Tag die ganze Nacht auf. Und es ist ein bisschen einschläfernd, allein auf dem Rücksitz zu sitzen. Aber sie darf nicht einschlafen. Noch nicht. Für Malva ist die Sache immer noch nicht ganz klar.

»Geht's jetzt ein bisschen besser?«, fragt Kajsa.

»Na klar«, sagt Max.

Er hat gerade Kajsas Polizeimütze bekommen und da ist ja klar, dass er sich großartig fühlt. Er sieht ziemlich witzig aus mit der zu großen Polizeimütze und seiner ewigen Schwimmweste. Den Sicherheitsgurt hat er natürlich auch angeschnallt, was könnte ihm noch Schlimmes passieren?

»Und du, Malva?«

»Doch, ein bisschen besser. Ich will aber trotzdem nicht, dass Oma tot ist.«

»Natürlich willst du das nicht«, sagt Kajsa.

Dann sagt sie nichts mehr. Und es gibt ja auch

nicht mehr viel zu sagen. Malva fühlt, wie ihr langsam Tränen über die Wange laufen. Sie wischt sie nicht weg. Irgendwie ist sie enttäuscht. Sie wollte doch versuchen, ihre Oma wiederzukriegen. Und dann endet es so und Oma ist für immer weg.
»Du, Malva«, sagt Kajsa plötzlich. »Deine Oma ist doch bestimmt gern in den Wald gegangen, oder?«
»Ja«, sagt Malva. »Sie hat immer Pilze gesucht und Beeren gepflückt. Oder ist einfach so spazieren gegangen. Früher, bevor sie so schrecklich alt wurde und im Krankenhaus lag, da konnte sie wer weiß wie weit gehen.«
Malva erinnert sich, wie sie sich anstrengen musste um mitzukommen, wenn Oma im Wald schneller ging. Und wie viele Blaubeeren sie pflückte, eine ganze Kanne voll, während in Malvas Behälter immer noch nur der Boden bedeckt war. Das war ja klar, eine ganze Menge Blaubeeren, die sie gepflückt hatte, waren direkt in ihrem Bauch und nicht in der Kanne gelandet. Aber trotzdem.
»Mochte sie den Hügel mit der alten Eiche?«, fragt Kajsa. »Du weißt doch, der Hügel mitten im Wald am Bach und bei der Wiese, wo so viel Klee wächst?«

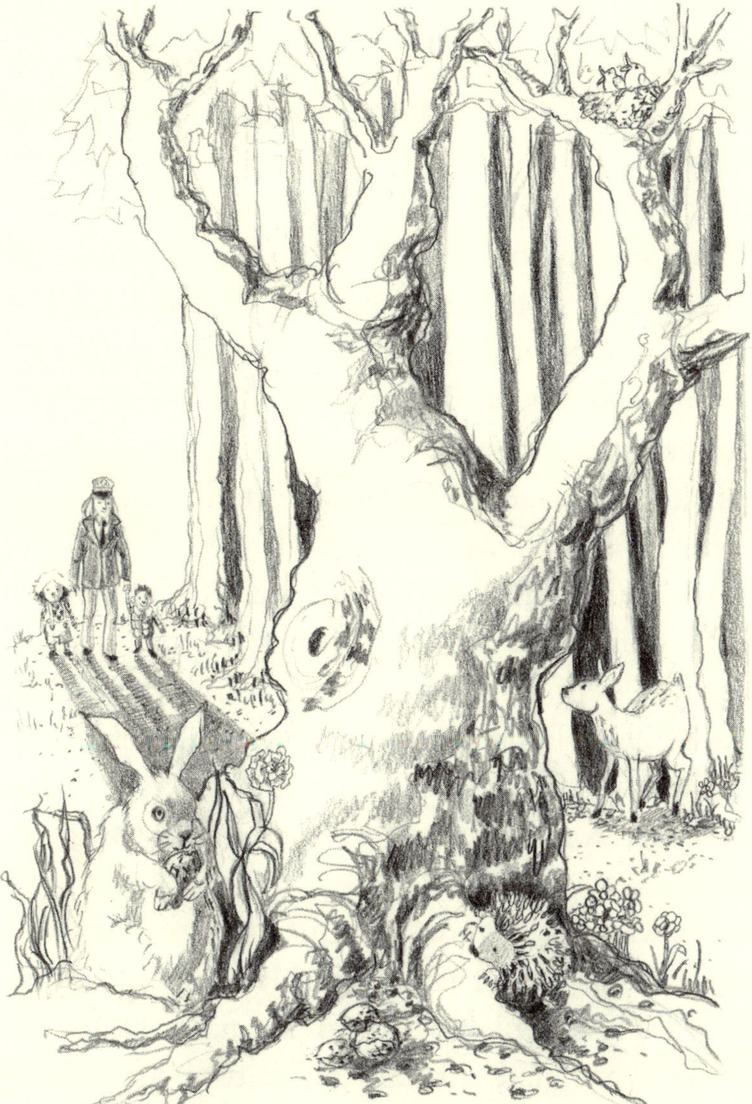

»Der Hügel mit der Eiche? Das war ihr Lieblingsplatz.«
»Ich dachte, dahin sollten wir mal fahren«, sagt Kajsa.
Während der ganzen Autofahrt sagt Malva nichts mehr. Sie möchte schrecklich gern wissen, wie Kajsa so viel über ihre Oma wissen kann. Aber sie fragt nicht. Sie hat ein Gefühl, als wäre das nicht der richtige Augenblick.
»Ich muss nur erst eure Eltern anrufen. Damit sie sich keine Sorgen machen. Versucht solange ein wenig zu schlafen.«
Malva will nicht schlafen. Aber weil sie nett zu Kajsa sein will, die selber so nett ist, macht sie die Augen jedenfalls ein bisschen zu und denkt, dass Mama und Papa bestimmt nicht einverstanden sind, wenn sie und Max noch später nach Hause kommen. Kajsa wählt die Nummer auf ihrem Telefon.
Malva kann hören, dass Mama sich meldet. Kajsa sagt, dass es besser ist, wenn Max und Malva erst ein bisschen schlafen, bevor sie nach Hause gebracht werden. Und dass die Eltern das solange auch getrost tun können.

Kajsas Stimme klingt kein bisschen barsch oder drohend. Aber Mama scheint einverstanden zu sein. An Kajsas Art zu reden ist etwas, dass man ihr einfach nicht widersprechen kann.
Plötzlich werden Malvas Augenlider furchtbar schwer. Aber sie darf nicht einschlafen.

Das Polizeiauto fährt an den Rand von dem kleinen Waldweg. Kajsa parkt es zwischen zwei Tannen, damit andere Autos auch noch vorbeikommen können. Obwohl es kaum vorstellbar ist, dass noch mehr Autos mitten in der Nacht durch den Wald fahren.
»Kommt jetzt!«, sagt Kajsa und steigt aus.
Malva öffnet die Augen und merkt, dass sie doch eingeschlafen ist. Max schnorchelt auf dem Beifahrersitz. Er ist offenbar auch eingeschlafen. Sie weckt ihn so vorsichtig, wie sie kann.
»Stell die Sirene an«, murmelt Max.
Seine Augen sind jetzt halb offen, aber der Rest von Max schläft immer noch.
»Wach auf, Max!«
»Sicherheitshalber«, murmelt Max. »Ich will, ich will, ich will.«

Malva schüttelt ihn ein wenig kräftiger und da macht er die Augen endlich ganz auf. Und dann gehen sie los in den Wald.
Max hält Kajsa an der Hand und Malva geht dicht hinter ihnen. Max trägt seine Schwimmweste. Ein Hase hoppelt vor ihnen zur Seite, und um sie herum zwitschern Vögel. Sie hören eine Eule rufen und zwanzig Meter von ihnen entfernt steht plötzlich ein Reh. Das Tier starrt sie mit seinen dunklen Augen lange an, ehe es zwischen den Bäumen verschwindet.
Es ist nicht mehr so dunkel. Der Mond leuchtet immer noch, aber der Himmel wird schon hell. Der Wald fühlt sich nicht so gefährlich an wie der Friedhof, obwohl er voller Schatten und merkwürdiger Geräusche ist. In wenigen Stunden ist es Morgen.

Mit großen Schritten durch den Wald

Malva denkt an Mama und Papa. Manchmal machen sie sich ganz unnötig Sorgen. Aber dieses Mal, als zwei Polizisten sie mitten in der Nacht mit Spaten auf einem Friedhof gefunden haben, da versteht sie wirklich, dass sie sich Sorgen machen. Sie begreift nur nicht, warum sie einverstanden waren, dass Kajsa sie nicht sofort nach Hause gefahren hat.

»Keine Angst«, sagt Kajsa. »Eure Eltern wissen ja, dass ihr kommt. Ich kann gut Leute beruhigen.«

»Hast du auch gesagt, dass ich meine Schwimmweste umhabe?«, fragt Max. »Sie beruhigen sich meistens, wenn sie wissen, dass ich die Schwimmweste dabeihabe.«

»Das hab ich wohl nicht gesagt. Aber sie wissen ja, dass ich bei euch bin.«

Klar, Kajsa ist Polizistin. Bei der Polizei ist man sicher. Aber Mama und Papa kennen sie natürlich

nicht. Sie wollen wohl doch lieber, dass Max und Malva sofort nach Hause kommen.
Richtig gut kennen Malva und Max sie eigentlich auch nicht. Aber sie fühlen sich gut bei ihr aufgehoben. Und es ist doch komisch, dass sie so viel weiß und versteht. Wie konnte sie zum Beispiel wissen, dass Malva an Mama und Papa gedacht hat?
»Du bist doch kein Engel, oder?«, fragt Max keuchend. »Wenn ich nämlich ein Engel wäre, dann würde ich fliegen.«
»Engel?«, sagt Kajsa.
»Er kapiert es nicht«, sagt Malva. »Das denkt er, weil Janne gesagt hat, du bist ein Engel. Ist es noch weit?«
»Da ist der Hügel«, sagt Kajsa. »Wir klettern doch rauf?«
Sie geht mit langen Schritten. Fast genauso schnell, wie Oma sich durch Büsche und Gestrüpp gearbeitet hat. Man muss aufpassen, dass man mitkommt.

Sie stehen unter der knorrigen, mächtigen Eiche ganz oben auf dem Hügel. Von hier aus kann man

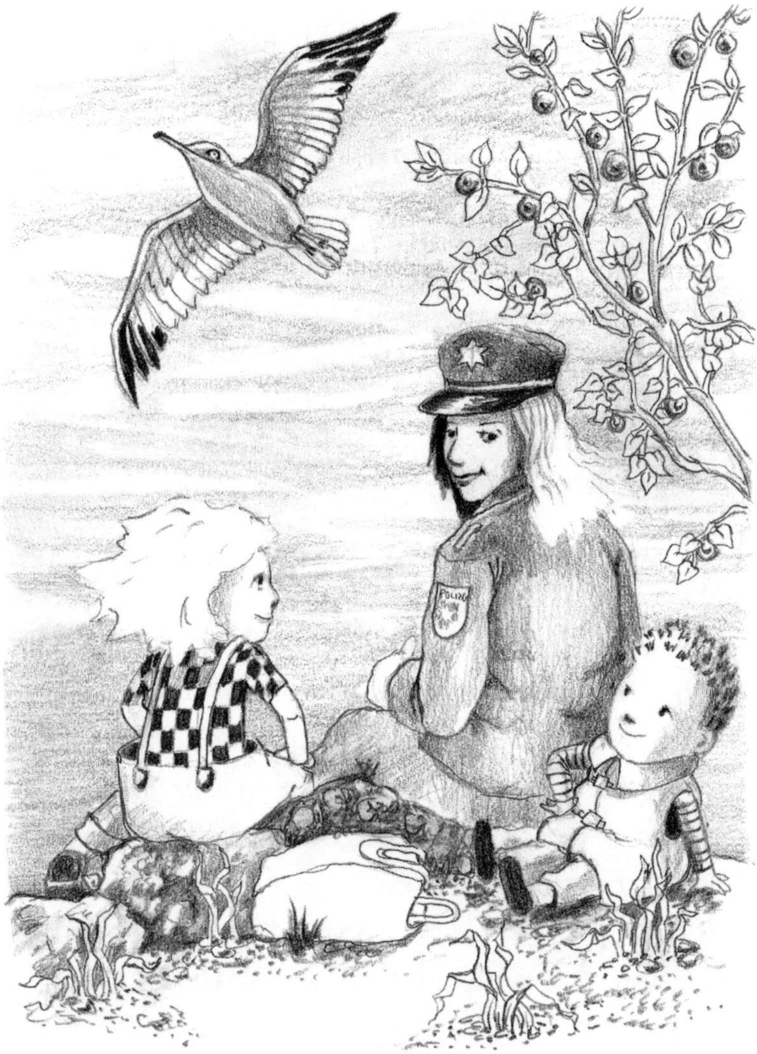

den ganzen Wald überblicken. Alle Bäume, die wogenden Felder weiter weg, den Kahlschlag, wo kleine Birken nachwachsen, den schlängelnden Bach und drei Rehe, die über die Wiese unterhalb des Hügels laufen. Im immer heller werdenden frühen Morgen ist es hier Schwindel erregend schön. Malva kann gut verstehen, warum Oma diesen Platz liebt.

Geliebt hat. Nicht liebt. Oma ist mit Lieben fertig. Sie ist ja tot.

»Jetzt machen wir den Rucksack auf und essen«, sagt Kajsa.

Malva hält den Rucksack ganz fest.

»Lebensmittel sind bestimmt gut. Aber sie sind für uns, die wir leben, verstehst du. Die, die tot sind, haben keine Freude daran.«

Kajsa streckt sich nach dem Rucksack. Malva zieht ihn weg. Dann sieht sie Kajsa in die Augen. Sie sieht, dass Kajsa sie nicht belügt. Plötzlich weiß Malva, dass sie Recht hat.

»Ich hab Hunger«, sagt Max. »Ich will was zu essen haben. Ich will, ich will, ich WILL!«

Frühstück auf dem Gipfel

Sie sitzen ganz oben auf Omas geliebtem Hügel und frühstücken. Zwei Äpfel, Weintrauben und eine Keksrolle waren in Malvas Rucksack. Kajsa hat eine Tafel Schokolade, eine Flasche Saft und drei Plastikbecher in der Tasche. Leckere Sachen an einem gemütlichen Platz. Malva und Max hatten schon schlechteres Frühstück.

»Was passiert, wenn man tot ist, Kajsa?«, fragt Max mit vollem Mund.

»Das weiß man nicht genau. Niemand hat jemand getroffen, der tot ist. Wer tot ist, kommt nicht wieder und kann den Lebenden nicht erzählen, wie es ist, tot zu sein. Deswegen glauben die Leute so viele verschiedene Sachen.«

»Oma hat geglaubt, dass dann gar nichts mehr passiert«, sagt Malva. »Dass alles einfach zu Ende und aus ist, wenn man tot ist.«

»Manche, die das glauben und die lange gelebt haben und sehr alt geworden sind, sagen oft, dass sie

es schön finden, sterben zu dürfen.«
»Manche, die alt sind, sind furchtbar müde«, sagt Max.
»Ja«, sagt Kajsa. »Viele glauben, dass der Tod eine einzige schöne Erholung ist.«
Max sieht nachdenklich aus.
»Ich bin manchmal auch wahnsinnig müde. Aber deswegen will ich doch nicht sterben!«
Kajsa lacht.
»Damit kannst du ruhig noch warten. Das hat wirklich keine Eile.«
Sie guckt zum Himmel hinauf.
»Es gibt auch viele Leute, die glauben, dass es ein Leben nach dem Tod gibt. Dass man in den Himmel oder an einen anderen Ort kommt, wo es einem richtig gut geht. Und dass man vielleicht zuerst ein Engel wird.«
Malva bleibt fast der Keks im Hals stecken. Ihr fällt etwas Schreckliches ein, das sie mal gehört hat.
»Es gibt auch welche, die glauben, dass man in die Hölle kommt. Und das ist schlimmer als das Furchtbarste, was man sich vorstellen kann.«
»Oh«, sagt Max. »Hoffentlich ist da nichts schief

gegangen. Oder wenn Oma alles durcheinander gebracht hat? Oma ist manchmal ziemlich durcheinander, das findet Mama jedenfalls.«
»Wie?«, sagt Malva. »Wovon redest du?«
»Stell dir vor, sie ist in der Hölle gelandet. Wir hätten sie wohl doch ausbuddeln sollen.«
Kajsa prustet los, dass ihr der Saft aus dem Mund spritzt. Malva weiß, wie das ist. Sie muss manchmal auch lachen, wenn sie gerade etwas getrunken hat. Kajsa sieht so komisch aus, dass Max und Malva auch lachen müssen.
»Es gibt Leute, die glauben aber auch jede Dummheit. Aber die Hölle, versteht ihr, an die sollte man wirklich nicht glauben.«
»Dann ist es ja gut«, sagt Max. »Jetzt muss ich mal.«

Max hat Pipi gemacht. Malva auch. Max isst den letzten Keks. Nebelschleier schweben über der Wiese. Zwischen den Bäumen schimmert Morgenrot.
»Das nennt man den Tanz der Elfen«, sagt Kajsa und zeigt auf die Nebelschleier über der Wiese.
»Warum?«, fragt Max.

»Siehst du es nicht? Man kann doch wirklich glauben, dass Elfen über die Wiese tanzen.«
Malva findet das auch. Es ist märchenhaft. Die Nebelschleier, das Licht, der Wald – ja, selbst wenn Kajsa ein richtiger Engel und keine gewöhnliche Polizistin wäre, hätte sie sie zu keinem schöneren Ort mitnehmen können als diesem.
»Du hast nicht gesagt, was du glaubst«, sagt Malva. »Was passiert, wenn man stirbt? Du hast nur erzählt, was andere glauben, nicht, was du selbst glaubst.«
Kajsa lächelt.
»Du hast Recht, Malva. Was soll man glauben?«
Sie schaut zu den Nebelschleiern, dem Tanz der Elfen unterhalb des Hügels mit der alten Eiche.
»Tja«, sagt sie, »jeder muss auf seine Weise glauben dürfen. Oder gar nicht glauben dürfen, wenn es ihm besser gefällt.«
»Aber ich möchte gern wissen …«, fängt Malva an.
»Möchtest du es wirklich?«, unterbricht Kajsa sie.
»Stell dir vor, du wüsstest schon vorher, was Heiligabend in all den Paketen ist. Wäre das nicht langweilig?«
»Doch, ja«, sagt Malva.

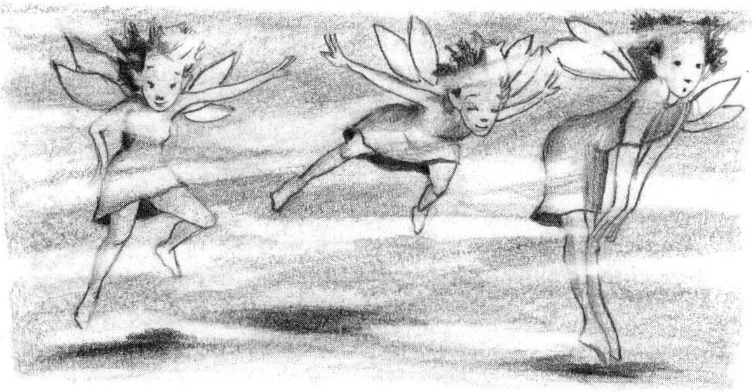

»Ich quetsche die Pakete immer«, sagt Max.
»Ja, aber wäre es immer noch spannend, sie abzutasten, wenn du wüsstest, was drin ist?«
Max sieht nachdenklich aus.
»Nee, wohl nicht.«
»Da hast du's«, sagt Kajsa. »Ich finde es gut, dass niemand genau weiß, was passiert, wenn man stirbt.«
»Aber was *glaubst* du?«, bohrt Malva weiter.
Kajsa lächelt.
»Tja, ich würde wohl gern an Engel glauben.«

Der richtige Vogel am falschen Ort

Malva gähnt. Jetzt wird es Zeit. Das Frühstück ist aufgegessen und Mama und Papa warten. Und alles ist jetzt richtig. Obwohl Oma immer noch in der Erde liegt.
Und obwohl Malva ein großes Loch in sich fühlt. Einen Hohlraum, der sich jedes Mal, wenn sie an Oma denkt, doppelt so groß anfühlt.
»Ich will jetzt nach Hause«, sagt Max.
Da entdecken sie eine Möwe.

Die Möwen sind Malvas Lieblingsvögel. Am Strand wimmelt es von Möwen, meist Sturmmöwen und die eine oder andere Lachmöwe. Malva weiß, dass viele Leute Möwen nicht mögen. Ihr Papa hasst sie und es scheint fast so, als ob sie ihn auch nicht besonders mögen.
Einmal hat er einen Möwenschiss auf den Kopf

gekriegt. Ein anderes Mal hat er sich direkt in einen großen Möwenklecks am Strand gesetzt. Danach hatte er einen Fleck in seiner Badehose. Wenn Papa ein Gewehr hätte, dann könnten die Möwen was erleben.

Malva und Max mussten natürlich lachen, als Papa den Möwenschiss auf den Kopf kriegte. Papa sieht zu witzig aus, wenn er wütend ist.

Aber nicht nur deswegen mag Malva Möwen.

Möwen sind schön. Wieso sehen nicht alle Menschen, wie schön ihre weißen Körper in der Sonne leuchten, wie perfekt sie geformt sind und wie elegant sie fliegen? Und sie sind so selbstsicher, sie wissen alles, was wichtig für sie ist, können fliegen, tauchen, Fische fangen.

Und dann sind sie ... irgendwie *frei*. Wenn Malva kein Mensch wäre, dann würde sie eine Möwe sein wollen, das ist mal klar. Sie kann endlos lange am Strand sitzen und den Möwen zusehen und ihrem Kreischen lauschen. Ja, sie mag sogar das Gekreisch der Möwen.

Die Möwe, die plötzlich aus dem Tanz der Elfen auffliegt, schreit nicht. Sie ist ganz still, der ganze Wald ist in diesem Augenblick still. Das Einzige,

was zu hören ist, das sind die Flügelschläge der Möwe.
Es ist eine große Möwe. Und sie ist ungewöhnlich hübsch. Als sie gerade über die Baumwipfel fliegt, brechen die ersten Sonnenstrahlen über die Bäume herein. Rot und gelb von den Sonnenstrahlen, grau und blau von Wolken und Nebelschleiern, grün von den Bäumen und weiß vom Mond, der im Morgenlicht immer blasser wird.
Sie stehen still da, alle drei, und sehen die Möwe zur Sonne fliegen. Sie blinzeln in die blendenden Strahlen. Nur die Flügel können sie noch sehen, die sich schlagend immer weiter entfernen. Und dann ist die Möwe verschwunden.

Kajsa geht mit Siebenmeilenschritten durch den Wald. Sie hat lange Beine, viel längere Beine, als Oma hatte. Malva und Max halten mit, so gut sie können.
»Möwen sind sonst nicht im Wald«, sagt Malva.
»Nee«, sagt Kajsa, »eigentlich nicht.«
»Ich mag Möwen. Diese mochte ich besonders.«
Mehr will Malva nicht sagen. Von den Flügeln will sie nicht reden. Aber sie weiß, dass Kajsa weiß,

dass mit dieser Möwe etwas Besonderes war.
»Jetzt habt ihr euch von eurer Oma verabschiedet«, sagt Kajsa. »Erst auf dem Friedhof und dann an ihrem Lieblingsplatz im Wald.«
»Ja«, sagt Malva.
»Und wir haben gefrühstückt«, sagt Max. »Und sind mit dem Polizeiauto gefahren.«
»Mehr kann man nicht machen«, sagt Kajsa. »Das ist nun richtig erledigt. Aber vergesst nicht, hin und wieder an eure Oma zu denken.«
»Nee«, keucht Malva. »Können wir nicht ein bisschen langsamer gehen?«
Kajsa geht langsamer. Aber sie macht immer noch große Schritte.
»Wir können natürlich noch ein bisschen mit dem Polizeiauto fahren«, sagt Max. »Das können wir doch machen. Und wenn Malva nicht will, dann kann ich vorne sitzen.«
Dann will Max sich hinsetzen und sich eine Weile ausruhen. Aber da hebt Kajsa ihn auf ihre Schultern und trägt ihn bis zum Auto.

Kein Traum – oder?

Oma beugt sich zu Malvas Kopf herunter und gibt ihr einen dicken Kuss mitten auf die Stirn.
»Oma?«, murmelt Malva und schlägt die Augen auf.
»Hallo, Malva«, sagt Oma. »Wir wollen Max nicht wecken. Er braucht seinen Schlaf.«
»Bist du denn nicht tot?«
Oma lächelt.
»Doch, klar bin ich tot.«
»Jetzt träume ich, oder?«
Oma lächelt immer noch. Sie braucht nicht zu antworten. Jetzt weiß Malva, dass sie träumt.
»Wir haben versucht dich auszugraben«, sagt Malva.
»Ich weiß«, sagt Oma. »Ihr Dummchen!«
Sie gibt Malva noch einen Kuss auf die Stirn. Max schläft mit schweren Atemzügen neben Malva. Oma küsst ihn auch auf die Stirn, was Max aus irgendeinem Grund niesen lässt.

»Ich will meine Schwimmweste haben«, murmelt er im Schlaf.
»Grüß Mama«, sagt Oma. »Und Max und Papa auch.«
Sie winkt Malva zu. Malva winkt zurück. Jetzt sieht sie, dass Oma weiß gekleidet ist. Die ganze dicke Oma ist weiß. Auf dem Rücken hat sie ein Paar große Flügel, die anfangen zu schlagen. Schneller und schneller schlagen sie, rosa Haar flattert im Luftzug der schlagenden Flügel.
Und dann hebt Oma ab. Die Flügel schaffen es. Die ersten Meter geht es ein bisschen langsam, aber die Flügel schlagen noch kräftiger.
»Du glaubst doch nicht an Engel!«, ruft Malva ihr nach.
»Bis dann«, ruft Oma.
Die Sonne ist groß und rot. Oma fliegt ihr direkt entgegen. Malva blinzelt und sieht, wie sich die großen, mächtigen Schwingen gegen die blendenden Strahlen abzeichnen. Die Flügel bewegen sich weiter fort. Und dann, plötzlich, sind Oma und die Flügel verschwunden.

Malva öffnet die Augen. Sie sitzt auf dem Rücksitz

vom Polizeiauto. Der Sicherheitsgurt ist angelegt. Sie erinnert sich nicht daran, wie sie in das Auto gekommen ist. Das Letzte, woran sie sich erinnert, ist Max mit seiner Schwimmweste auf Kajsas Schultern, Kajsas lange Schritte über Stock und Stein und Malva, die hinter ihr herstolpert.

Max sitzt auf dem Beifahrersitz. Er schläft friedlich.

»Jetzt musst du ihn wohl wecken«, sagt Kajsa.

Malva guckt hinaus. Es ist helllichter Tag, die Sonne ist bestimmt schon seit einer Stunde aufgegangen. Das Polizeiauto parkt vor einem wohl bekannten Haus. Nach einer langen Nacht sind sie endlich zu Hause angekommen.

Mama und Papa kommen aus der Tür gestürzt. Malva löst den Sicherheitsgurt, öffnet die Tür und wirft sich in Mamas Arme.

»Malva!«, ruft Mama. »Meine geliebte kleine Malva.«

Papa öffnet die Tür zum Beifahrersitz. Max wird wach und Papa nimmt ihn fest in seine Arme.

»Ich durfte die Sirene anmachen«, sagt Max. »Und ich hab die ganze Zeit vorn gesessen.«

»Mein Junge!«, ruft Papa.

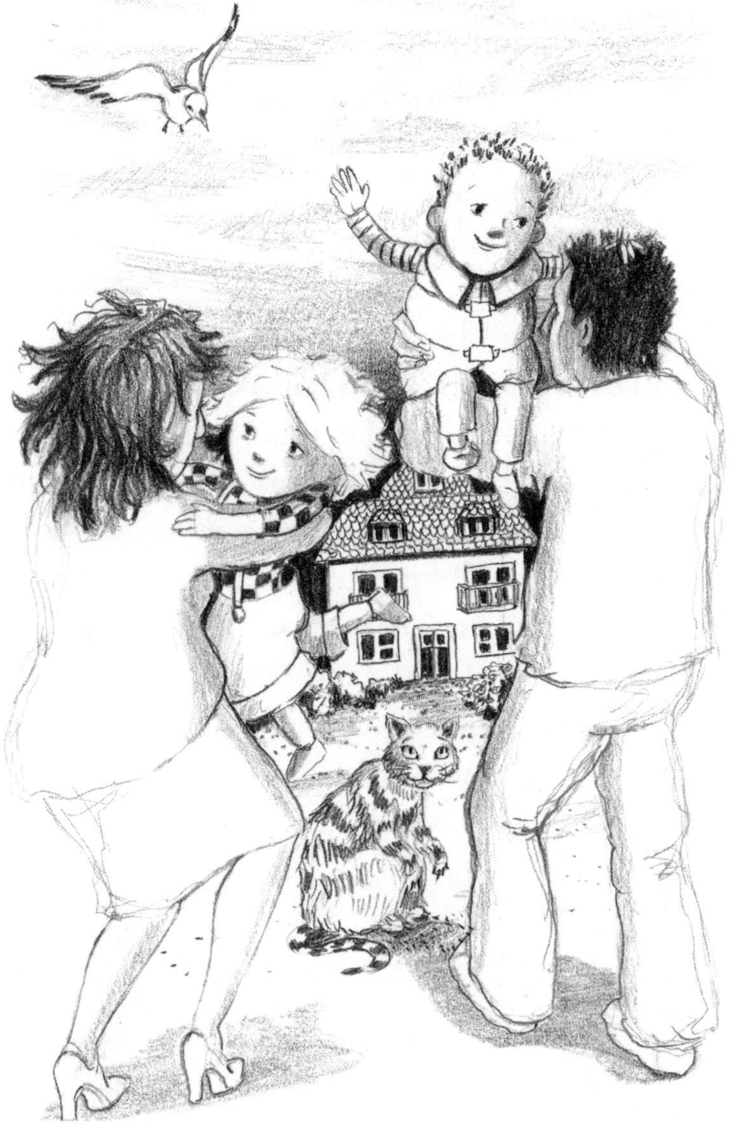

»Wenn ich groß bin, werde ich Polizist«, sagt Max.
Kajsa winkt Max und Malva zu.
»Ich muss jetzt los! Tschüs!«
»Danke«, sagt Papa. »Das hat aber mächtig lange gedauert.«
»Wir können gar nicht verstehen, warum das so lange gedauert hat«, sagt Mama.
Kajsa lächelt und beugt sich über den Beifahrersitz, um die Autotür zuzumachen.
»Ich verstehe, dass Sie das nicht verstehen. Aber manche Sachen brauchen ein bisschen mehr Zeit.«
Papa öffnet den Mund, um noch etwas zu sagen. Aber bevor er dazu kommt, hat Kajsa die Tür zugeschlagen und den Automotor angelassen. Sie winkt noch einmal und dann fährt sie davon.
Sie stehen alle vier da und schauen dem Auto nach. Dann biegt es um die Ecke und ist verschwunden.

Blitz und Donner

Malva und Max liegen in ihrem Stockbett. Sie haben eine Abendstulle bekommen (obwohl es Morgen ist) und ein Glas Milch. Es ist ein komisches Gefühl, am Morgen schlafen zu gehen. Aber die ganze Nacht auf zu sein und auf Friedhöfen herumzulaufen und durch den Wald zu rennen ist natürlich auch komisch. Das Einschlafen wird ihnen bestimmt nicht schwer fallen.
»Hast du auf der ganzen Autofahrt geschlafen?«, fragt Malva.
Max gähnt und tritt gegen Malvas Matratze.
»Weiß ich nicht. Ich hab jedenfalls vorn gesessen.«
»Hör auf zu treten! Erinnerst du dich an die Autofahrt? An irgendwas? Erinnerst du dich zum Beispiel daran, dass du dich ins Auto gesetzt hast? Durftest du wieder die Sirene anmachen, als das Auto fuhr?«
»Ich hab auf Kajsas Schultern gesessen«, sagt Max.

»Im Wald. Meine Beine waren so müde. Kajsa ist lieb.«
»Aber dann erinnerst du dich an nichts mehr, oder?«
»Weiß ich nicht. Ich erinnere mich nicht.«
Max gähnt.
»Ich hab von Oma geträumt«, sagt Malva. »Ich soll dich grüßen.«
Max gibt keine Antwort. Er schläft schon.

Als Malva aufwacht, ist es Nachmittag. Max sitzt auf dem Fußboden und spielt mit seinen Autos. Er hat das Feuerwehrauto, den Traktor, den Rennwagen und die kleinen Autos in einer langen Reihe geparkt. Alle Autos, nur das Polizeiauto nicht. Mit dem fährt er herum und heult wie eine Sirene.
»Danke«, sagt Malva. »Nett, dass du Polizeisirene spielst, wenn ich schlafen will.«
»Du bist doch gar nicht davon aufgewacht«, sagt Max. »Du schläfst schon so lange.«
»*Jetzt* bin ich wach!«, sagt Malva und guckt Max sauer an.
Max fährt weiter mit seinem Polizeiauto herum.

Es hat angefangen zu regnen. Genau in dem Augenblick, als Malva sich nach vielem Wenn und Aber entschlossen hat, vielleicht eine Weile rauszugehen, ist das Unwetter losgebrochen. Es blitzt und donnert. Der Wind heult um die Hausecken und die Regentropfen peitschen wie Pistolenschüsse gegen die Fensterscheibe.

Malva sitzt am Esstisch und frühstückt. Oder ist es ein spätes Mittagessen?

Was für ein komischer Tag! Erst hat sie fast den ganzen Tag verschlafen und der Rest vom Tag ist verregnet.

Ein Glück, dass das Unwetter nicht in der Nacht gekommen ist. Dann wären sie klatschnass geworden. Vielleicht wären sie ertrunken.

Malva hat in den Fernsehnachrichten einmal gesehen, wie Bäume, Menschen und sogar Autos von den Wassermassen mitgerissen wurden, als es irgendwo auf der Welt so geregnet hat, dass es Überschwemmungen gab. Max hätte natürlich überlebt, wenn sie im Wald von Wassermassen überrascht worden wären. Er hatte ja seine Schwimmweste.

Oma als Engel. Jetzt hat Malva wenigstens gese-

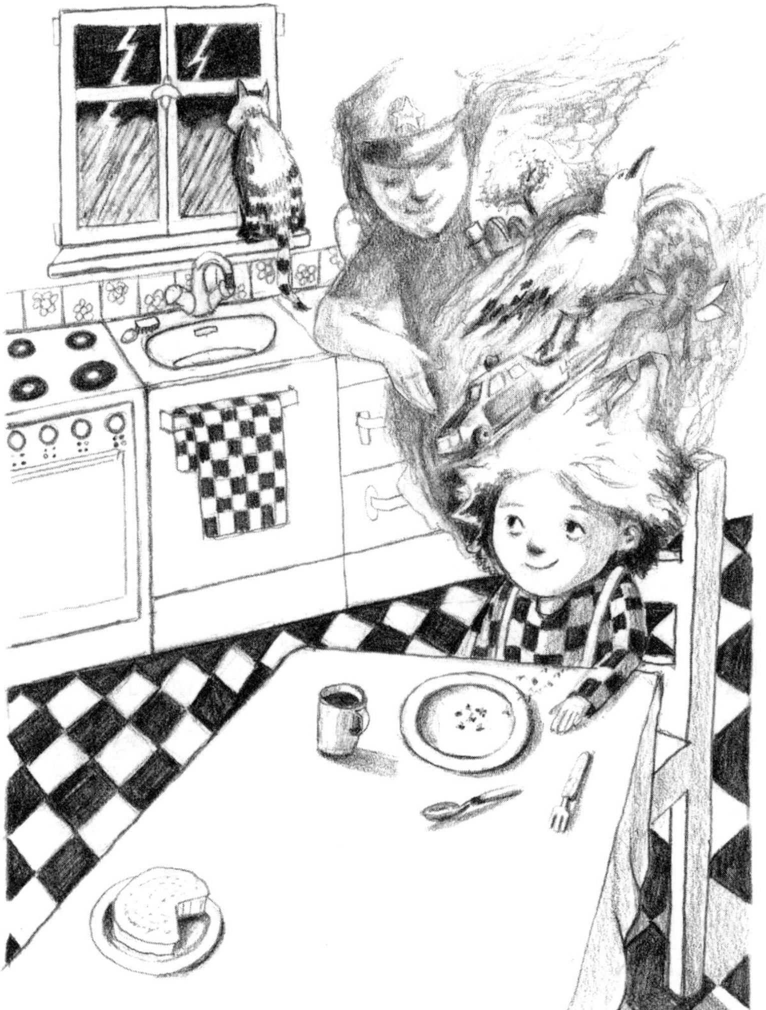

hen, wie sie aussieht, wenn es auch nur im Traum war.
Malva fragt sich langsam, ob nicht überhaupt alles ein Traum war. Klar, sie waren auf dem Friedhof. Und im Polizeirevier. Und sind mit dem Polizeiauto gefahren. Aber im Auto eingeschlafen. Alle beide. Und sind aufgewacht, als sie zu Hause ankamen. Alle beide. Aber dazwischen waren sie doch im Wald und haben den Tanz der Elfen und eine Möwe gesehen. Oder … haben sie nur *geträumt*, dass sie im Wald waren? Max kann doch nicht dasselbe geträumt haben wie Malva …?
Malva weiß nicht, was sie glauben soll. Kajsa hat gesagt, dass sie sich jetzt richtig von Oma verabschiedet haben. Oder … hat Malva das auch nur geträumt?
»Ich will an den Strand gehen«, sagt Max plötzlich.

Flügel vor der Sonne

Max nimmt Malvas Hand. Sie sehen sich um. Nach links, rechts und wieder nach links. Dann überqueren sie die große Straße. Es regnet nicht mehr so sehr.

»Zum Essen müssen wir zu Hause sein«, sagt Malva. »Lange können wir nicht bleiben.«

Sie haben Regenjacken und Stiefel angezogen. Und Max trägt seine Schwimmweste.

»Warum will er immer seine Schwimmweste umhaben, wenn ihr in den Park geht?«, hat Papa gefragt, als sie rausgingen.

»Du weißt doch, wie er ist«, sagte Malva und versuchte gleichzeitig, sich eine bessere Erklärung auszudenken.

»Schon, aber trotzdem.«

»Der Regen«, sagte Malva. Sie fand, jetzt war ihr etwas richtig Gutes eingefallen.

»Wie bitte?«

»Damit er oben schwimmt, wenn es eine Überschwemmung gibt.«

Der Sand ist nass und schwer vom Regen. Dann kann man gut Sandburgen daraus bauen. Max hat sein Polizeiauto dabei, und anstatt Malvas Sandburg kaputtzumachen, baut er ein Polizeirevier.
»Warum mussten wir denn heute unbedingt hierher gehen?«, fragt Malva. »Bei dem Wetter.«
»Kajsa hat gesagt, dass wir das machen sollen.«
»Zu mir hat sie das nicht gesagt.«
»Du hast geschlafen«, sagt Max. »Kajsa hat gesagt, wo wir uns jetzt ordentlich verabschiedet haben, ist Oma nun an der Reihe, uns das nächste Mal zu besuchen.«
»Was?«
Max sagt nichts mehr. Er ist damit beschäftigt, sein Polizeirevier mit der Schaufel platt zu hauen. Es ist kein bisschen so geworden, wie er sich das vorgestellt hat. Sicherheitshalber reißt er auch Malvas Burg nieder, wo er schon mal dabei ist.
Dann finden sie einen toten Käfer. Wenn Max richtig darüber nachdenkt, hat er wahrscheinlich den

Käfer erschlagen, als er sein Polizeirevier kaputtgemacht hat.
Sie begraben den Käfer und singen ihm »Hej Pippi Langstrumpf« vor, obwohl Malva eigentlich findet, dass das kein passendes Lied für eine Beerdigung ist.
Dann gehen sie auf den Bootssteg und halten nach Fischen Ausschau. Aber sie sehen keine. Dann ist es Zeit, nach Hause zu gehen.

Malva ist nicht richtig fröhlich. Es ist das Loch, das tief in ihr nach Omas Tod entstanden ist, das ihr zu schaffen macht. Vielleicht muss das so sein. Sie kann ja nicht einfach aufhören, Oma zu vermissen. Und sie wieder ausgraben können sie auch nicht. Sie haben alles getan, was sie konnten, wie Kajsa gesagt hat. Malva überlegt, ob Max sich nur ausgedacht hat, dass Kajsa gesagt hatte, sie sollten zum Strand gehen.
Sie vermisst Oma. Sie muss Oma vermissen. Aber es ist besser geworden. Die Nacht hat alles viel besser gemacht, obwohl es eine sonderbare Nacht war. Aber es müsste noch mehr passieren, etwas, das das Loch kleiner macht, damit die Sehnsucht

nach Oma nicht mehr so groß ist. Kann denn nicht noch etwas passieren?

Malva guckt hinunter ins Wasser. Sie kann bis zum Grund sehen. Etwas Weißes spiegelt sich im Wasser. Sie schaut nach oben. Aus den Augenwinkeln sieht sie, dass Max es genauso macht.
Über ihnen kreist eine einsame Möwe. Sie kreischt nicht. Langsam kreiselt sie abwärts. Malvas Herz hämmert heftig und sie nimmt Max' Hand und hält sie ganz fest. Die Möwe, eine große Sturmmöwe, landet auf dem Steg vor ihnen.
Ganz still ist sie. Sie guckt Malva an. Dann guckt sie Max an und dann wieder Malva. Nach links, rechts und wieder nach links wandert der Blick der Möwe. Malva ist ganz sicher. Das ist dieselbe Möwe, die sie im Wald gesehen haben.
»Du kommst wohl manchmal her und besuchst uns, nicht?«, flüstert Malva.
Die Möwe sagt nichts. Aber sie hat den Kopf ein bisschen bewegt. Malva findet, es könnte ein kleines Nicken bedeuten.
Dann hebt die Möwe ab. Die ersten Meter geht es etwas langsam. Doch dann wird sie allmählich

schneller und bald hat sie genügend Luft unter ihren mächtigen Flügeln.
Es hat aufgehört zu regnen. Malva hat gar nicht gemerkt, wann es aufgehört hat. Jetzt bricht die Sonne durch die Wolken. Die Möwe steigt auf und fliegt direkt in die Sonne.
Malva und Max blinzeln. Die Sonne blendet sie und die Möwe fliegt weiter und weiter fort. Und dann, plötzlich, ist sie verschwunden.
Das Letzte, was Malva und Max sehen, sind ein Paar dunkle Flügel gegen eine rote Sonne. Malva ist fast sicher, dass sie wie Engelsflügel aussehen.

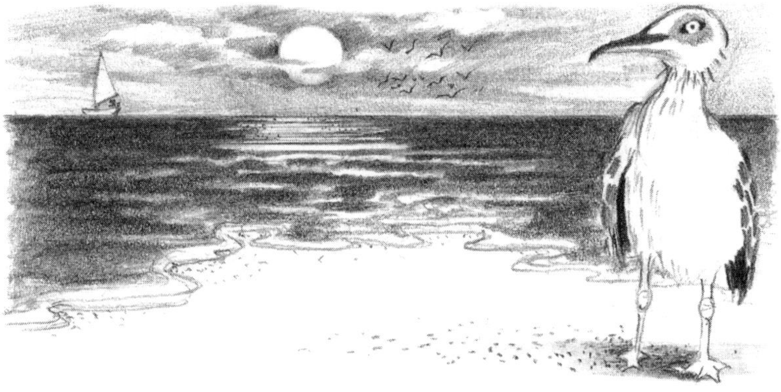